JN138420

詩集

アフリカの大地

著　徳永瑞子

株式会社クオリティケア

詩集「アフリカの大地」

２０１２年の「アフリカの詩」に続き、「アフリカの大地」を出版できることを大変嬉しく思います。

私は、中央アフリカ共和国で看護師・助産師としてエイズ医療に関わってきました。エイズ医療にかかわりを始めたのは１９９３年で、当時は「死の病」で看取りのケアでした。２００6年には「世界基金」によりＡＲＶ（抗レトルウイルス剤）の治療が開始され、エイズは延命が可能な慢性疾患になりましたが、ＡＲＶの使用は先進国から10年遅れました。この10年間にどれほどの命が失われたかを考える時、私は悔しさで心が痛みます。ＡＲＶ治療が無料で出来るにも関わらず未だにエイズで亡くなる人が少なくはありません。その理由は、エイズに対する知識がなくて手遅れするケース、僻地までＡＲＶが届かない、さらに長引く内戦で避難し医療にアクセスできないなどです。

中央アフリカ共和国は、今までも再三内戦に翻弄されてきましたが、２０１３年のクーデターに端を発した内戦は未だに平和的解決ができず不安定な治安状況が続いています。内戦は、国の経済の破綻や社会システムの崩壊など、国民は貧困と大きな心身の苦痛を強いられながら、毎日、平和を願い続けています。

25年間中央アフリカ共和国でエイズ医療に関わりながら、患者さん、家族、職員、地域住民、日本でNGOを支え支援してくださる方々とのかかわりの中で、患者さんの思いを代弁し、アフリカへの愛着、私の思いをこれらの詩にこめました。

最後になりましたが、私の夢を形にしていただいた発売元のクオリティケアの鴻森和明氏、表紙の絵を担当してくださった画家の藤田章子氏に深謝いたします。表紙の「アフリカの大地」の絵には、輝くアフリカ、躍動するアフリカがあり、この詩集にアフリカのエネルギーを注いでいただきました。

2019年5月25日　徳永瑞子

目次

詩集「アフリカの大地」…… ii

エイズ患者さんに捧げる詩 …… 1

1　あなたのことを決して忘れない …… 2
2　後悔 …… 4
3　ベルトランへ …… 6
4　ボヘミアン　ラプソディ …… 8
5　お母さんになった …… 10
6　エイズ患者になって …… 12
7　17歳の少女 …… 14
8　フィリップの木 …… 16
9　代弁者 …… 19

10 神様お願い……22
11 夢に向かって進め……24
12 初恋の予感……26
13 希望がある……28
14 命の重さ……30
15 せつなくなる……33
16 まどろみの中で……36
17 カルテ……38
18 １００円コーヒー……41
19 25年……44
20 宝物……48

アフリカを恋うる詩……51
1 アフリカの夜明け……52
2 アポロンの神……54
3 アフリカに行く……56

4　赤飯……58
5　アフリカの子ども……60
6　飴……62
7　ママの背中……64
8　農夫……66
9　夢の中で……68
10　老人の一日……70
11　動物たちの夢……72
12　赤いスニーカー……74
13　満月のあなたに……75
14　42度……76
15　マリとジャン……79
16　英雄……82
17　お母さんのプレゼント……84
18　聞こえますか……86

19 ゴールの向こう……88
20 雨季の到来だ……89
21 腹ペコ……92
22 あなたもアンパンマン……94
23 ウバンギ河……96
24 調和……98

平和を祈る詩……101

1 赤ちゃんの握りこぶし……102
2 かけがえのない命……103
3 戦争だから……104
4 サルトル……105
5 一発の銃声……106
6 平和を創る……108

7 帰っておいでよ……110
8 サンタクロース……112
9 花火……114
10 思い出……116
11 戦いはイヤだ……118
12 命は受けるもの……120
13 子どもたちの心……122

人生の詩……125

1 満ち足りる……126
2 涙の量……128
3 手にごほうび……130
4 ニャンとかなる……132
5 笑顔……134
6 ごたごた……136
7 身の丈……138

8 雪……139
9 歩くテンポ……140
10 恐れ……142
11 インターネット……144
12 ああ 幸せだ……146
13 私の友だち……148

アフリカ陽気な詩……151

1 アフリカ これが人生だ……152
2 雄鶏の第一声……154
3 何かおかしい……157
4 ポニーテール……158
5 毛虫……160
6 順番……162

7 忍者……163
8 日本はどこにありますか……166
9 最強の鎮痛剤……168
10 アフリカは自由だ……171
11 日本語の本……174
12 哲学者……176
13 質問……178
14 問題だらけ……180
15 マダムと呼ばれて……182
16 私は外国人……184

エイズ患者さんに捧げる詩

1　あなたのことを決して忘れない

だんだん細くなってゆく腕をじっと見つめていたあなたが
「村で病気の治療をします」と言った
私は　小さくうなずいた
あなたは　弟が運転するバイクに乗って診療所に来た
「今から　バスターミナルに行きA村に帰ります」
あなたは　ほほ笑んでいた
3歳の娘は　母と旅することを喜んでいた
私は、あなたの背中にそっと手を当てた

背中は冷たく硬かった
私はバイクが見えなくなるまで手を振った
後から　後から　涙が溢れた

村に帰るあなたを見送りにバスターミナルへ行った
ネクタイを締めたあなたが私たちを待っていた
B村行きのバスを見つけると　あなたは満顔の笑みを浮かべた
座席に座るとあなたは急に目を伏せうなだれた
私たちは　踊る真似をして　あなたを笑わせようと必死だった
バスが動き出すと　あなたは身を乗り出して手を振った
私たちは　両手を大きく振った
私たちは　みんな泣いていた

私たちは　あなたたちのことを決して忘れない

2　後悔

日本では　19歳の女子大生が
男性に殺され畑に埋められていた
アフリカでは　17歳のキアラが　エイズで亡くなった
二人とも　やりたいことがたくさんあったはずだ
中断された人生
家族や友人たちは
これから思い出だけで生きてゆけというのか
思い出は後悔である

「あの時　こうしたらよかった」
「もっと早く　手を差し伸べることはできなかったのか」
後悔だけが残った
「キアラ　キアラ」
重い瞼を開いて言った最後の言葉
「マ・ダ・ム」
何もしてあげられなかった
せめて一言伝えたかった
「キアラ　頑張ったね」
後悔が思い出となってしまった

3　ベルトランへ

アフリカもエイズで亡くなる時代は終わったのです
ベルトラン　聞こえていますか
あなたの訃報を受け取ったとき
私は怒りました
「体の調子が悪い」と私を訪ねてきてくれなかったのは　なぜ
15年間も共に働き　分かり合えていると思っていたのです
エイズへの偏見を恐れていたのですか

子育てにお金がかかるからと　転職を申し出たとき
私は　止めることができなかった
「元気ですか」と時々会いに来てくれるのが嬉しかった
これからも会えると思っていた

私の嘆きと後悔は続きます
　エイズは　死の病ではないのだから
私の嘆きと後悔は続きます
　私は　あなたに「ありがとう」を言えなかったから
私の嘆きと後悔は続きます
　あなたと　あれもこれも　話しておきたかったから
ベルトラン　あなたは死を　急ぎすぎました

4　ボヘミアン　ラプソディ

映画「ボヘミアン　ラプソディ」が沸騰中
私も沸騰の中に飛びこんだ
「クイーン」にはまった
私は青春時代「クイーン」を知らなかった
私の青春からロックは抜け落ちていた
１９８５年７月「クイーン」のライブ・エイドを知らなかった
その時　私はエチオピアで干ばつ被災民の救済活動をしながら
マイケル　ジャクソンの we are the world を歌っていた

「ママ…」フレディ　あなたの魂の叫び
アフリカのエイズ孤児たちが
ママを探す魂の叫びに聞こえます
「ママ…」フレディ　あなたの魂の叫び
アフリカのエイズ患者さんたちが
お母さんより先に逝く不幸をごめんなさいと
謝る魂の叫びに聞こえます

今日も「ボヘミアン　ラプソディ」を聴いています
エイズで亡くなったアフリカの人々が
遠くから「ママ…」と叫ぶ声が聞こえます

5　お母さんになった

そうか　あなたはお母さんになったのか
お母さんが恋しくて
診療所の片隅でめそめそ泣いていたあなたが
お母さんになったのか

5歳でエイズ孤児になった
「エイズ孤児」と呼ばれながら　叔父さんの家で育てられた
毎日　水汲みをさせられ　辛くて涙を流す日があった

勉強は嫌いだったが　母に似て手仕事は上手だ
もう　誰もあなたを「エイズ孤児」とは呼ばない
授乳をするあなたは堂々としたお母さんだ
あなたには　優しい夫がいて　かわいい赤ちゃんがいる
あなたには　愛する家族がある

6　エイズ患者になって

エイズ患者になって
　私はエイズという病気のことを知った
エイズ患者になって
　私は家族の絆を知った
エイズ患者になって
　私はエイズでも希望を持って生きてゆけることを知った
エイズ患者になって
　私は働く喜びを知った

エイズ患者になって
　私は啓発活動を始めた
　無知で感染する人がいなくなるように
エイズ患者になって
　私は生きる喜びを全身で感じている
エイズ患者になって
　私は生かされていることを神に感謝している

7　17歳の少女

ふと　あなたの顔が浮かぶ時があります
私が訪問すると　安堵の表情をみせたあなた
ふと　あなたが私に言った最後の言葉が聞こえる気がします
「また　明日きてね」

その翌日
あなたは　白いシーツに包まれていた
眠っているような　あなたを見た時の悲しみが蘇ってきます

あれから　20年が経ちました
今でも　あなたのことを思い出します
あの時　あなたはまだ17歳だった
私は　17歳の少女がエイズで死ぬことを受け入れられなかった

もし　あなたが日本人であったならば
エイズで死ぬことはなかった
35歳になったあなたは　毎日エイズの薬を飲んで
子どもたちの世話をしている筈だ

もし　あなたが日本人であったならば

8　フィリップの木

警備員のフリップが小さな苗木を持ってきた
彼は　苗木を持って診療所内をウロウロした
「ここがいい」
入口の塀の傍に植えることが決まった
木は　塀に沿って左右にツルを伸ばした
彼は　剪定し屋根のような形を整えた
雨季に小さな白い花を咲かせた
木の名前を聞くと

「僕は知らない」と笑った
皆は「フィリップの木」と呼んだ
診療所に来る患者さんたちは
この木陰で　暑さをしのぐ
この木陰で　友と談笑する
この木陰で　病を憂い一人涙する
この木は　皆を受け入れる

フィリップは　エイズで逝き「フィリップの木」が残った
ポールが　木のお世話をするようになった

私も「フィリップの木」の木陰にたたずむ

「マダム」
フィリップの声が聞こえた気がした
「ここは　日本ではないですよ　アフリカですよ」
フィリップは　グチる私にいつもこう言った
今日もその声が聞こえた気がした
さわやかな風が吹いてきた

9　代弁者

自分の思いを文字や言葉にして
発信できないあなたのために
私が　あなたの代弁者になりましょう

エイズ患者さんたちよ
なぜ　あなたがエイズの日和見感染で苦しんでいるのか
私が　あなたの代弁者になりましょう
豊かな国では　エイズは死の病ではありません

貧しい国では　エイズの薬が行き渡っていません
豊かな国々に　医療の格差を　私が訴えましょう

枯れ枝のような細くカサカサに乾燥した手足をして
うつろな目で私を見つめる子どもよ
私が　あなたの代弁者になりましょう
豊かな国では　食べ物を捨てているのに
なぜ　あなたが飢えなければならないのか
豊かな国々に　私が訴えましょう

戦争で父親を殺され
破壊された家の前にたたずむ子どもたちよ

私が　あなたの代弁者になりましょう
父親が殺された銃はどこからきたのですか
銃を作るのをやめてください
銃を作っている国々に　私が訴えましょう

10　神様お願い

僕は　リヤカーで水を運ぶ
私は　街にバナナを売りにゆく
僕は　市場で店番をする
私は　妹や弟の子守りをする
私たちは　畑を耕しに行く

母ちゃんは　エイズで診療所に通っている

母ちゃんが　喜ぶ顔を見たいから手伝いをする
母ちゃんを　楽にしてあげたいから手伝いをする
母ちゃんに　誉められたいから手伝いをする
母ちゃんへ　「ありがとう」をこめて手伝いをする

神様　お願いです
大好きな母ちゃんを　取り上げないでください
私たちは　いつもいい子にしていますから

11　夢に向かって進め

エイズウイルスに感染して生まれてきた子どもたちよ
あなたたちが　病気で苦しむ姿を見るのは胸がうずく
母子感染を予防できたかも知れないのが辛い

知識がなかった母親に責任があるのか
予防策を徹底できなかった国に責任があるのか
手を差し伸べなかった先進国に責任があるのか

あなたたちは　犠牲者として生まれてきたのではない
あなたたちは　幸せになるために生まれてきたのだ
医学は日々進歩している
私たちが　そばで見守っているから
将来の夢に向かって進め

12　初恋の予感

シモンは　感染児として生まれた
両親を知らないエイズ孤児だ
お兄さんに育てられて14歳になった

内戦で学校が閉鎖した
1年　2年　3年が経った
シモンは字を忘れ　割り算も掛け算も忘れてしまった

シモンは　脊髄カリエスを患い学校に行くのをあきらめた
シモンは　学校の先生になる夢があった
内戦は　シモンから健康を奪い　夢までも奪った

兄は　シモンのために小さな雑貨店を開いた
毎日　幼馴染のマリが炭を買いに来る
初恋の予感がする

13　希望がある

いつ　私の体の中にエイズウイルスが入り込んだか知らない
エイズウイルスは
私から健康を奪い　仕事も奪い　親戚も奪った

でも　私には希望がある
神は　私に健康な子どもをプレゼントしてくれた
子どもの成長という希望だ

科学は進歩している
私の体の中から
エイズウイルスが検出できなくなる日が来るという希望だ

14　命の重さ

命は地球より重いと人はいう
飢えている人が　地球上には数億人もいるのに
命の重さは感じられない

命は地球より重いと人はいう
途上国では　エイズ患者に薬がゆき渡っていないのに
命の重さは感じられない

命は地球より重いと人はいう
老人を寝たっきりにしている国に
命の重さは感じられない

命は地球より重いと人はいう
今も　テロで多くの命が奪われているのに
命の重さは感じられない

命は地球より重いという
原発も核も廃絶できない人類に
命の重さは理解できない

命の重さは　涙の重さのことだ
世界中の人々が流した涙の量が命の重さだ

15　せつなくなる

衰弱したエイズ患者さんが　タクシーで診療所に運ばれてくる
付き添った家族は　みな無口である
患者さんの虚ろな目が　私に何かを語りかけるとき
　　私はせつなくなる

トノサマガエルのように膨れたお腹をした栄養失調児
食器に盛られた食事を前に「遅すぎた」と言わんばかりに
私をやぶにらみするとき

　私はせつなくなる

内戦で破壊略奪された家々
屋根もドアもなく　家の中に雑草が生い茂っている
かつて　ここに住んでいた人々の幸せな生活を想像したとき
　私はせつなくなる

ポリ缶をさげ　路地裏を巡る灯油売りの少年たち
「灯油　灯油」
甲高い声が　夕やみに溶けてゆくとき
　私はせつなくなる

故郷の田園風景
あちこちに目立つ休耕田と空き家
過ぎ去った日々に思いをはせるとき
　私はせつなくなる

悲しいのではない
寂しいのでもない
ただ　せつなくなる

16　まどろみの中で

クリスマスに娘が大きな荷物を持って帰ってきた
「ママ　ママ　いるの　ルイーズですよ　戻ってきましたよ」
ルイーズの幼い子どもたちが「ママ」と駆け寄ってきた
ルイーズは子どもたちを抱きしめた

ルイーズは大きな荷物を開け
子どもたちへのクリスマスプレゼントを取り出した。
お人形　ボール　リュックサック　飴　お菓子

「ママには　刺繍入りの洋服を買ってきたわ」
「ルイーズ　どこへ行くの　もう行かないで　戻ってきて」
祖母は　うなされていた
孫たちが心配そうに祖母の寝顔をのぞきこんだ
祖母は涙を流していた
「おばあちゃん」孫たちも泣いた
今日は　ルイーズがエイズで逝って1周忌だった

17　カルテ

逝きしエイズ患者たちのカルテを静かにめくってゆく
在りし日の彼らのことが　蘇ってくる
子どもたちのことを　嬉しそうに話した日のこと
クリスマス会で共に歌った日のこと
高熱でベッドに伏せていた時の虚ろな目
辛そうな時も　一瞬笑顔を見せてくれた時のこと

彼らの享年に過ぎし日の歳月を加えてみる
彼が今も生きていたら　今年40歳になる
彼女が今も生きていたら　今年35歳になる
残された子どもたちも　十代になっている
子どもたちは　学校に通っているだろうか

カルテの最後のページをめくり　最期の症状をみる
彼らの衰弱した身体と虚ろな表情が　脳裏に浮かぶ
途上国の医療は　技術的にも経済的にも限界があった
その限界は　数千万人のエイズ患者を見殺しにした
彼らが闘っていたのは
医療の限界という見えない先進国と途上国の格差であった

私は　祈りを込めてカルテを一人分ずつかまどの中に入れた
真っ赤な炎となった
「安らかに」
白い灰が残った
私は静かに目を閉じた

18　100円コーヒー

コーヒーを注文する
100円を払う
熱いコーヒーが私をリフレッシュする

コーヒー園で働くアフリカの子どもを想う
赤く熟れたコーヒーの実を一個ずつ摘む
赤い実をセメントの地面に広げて天日干しをする
夕方になると　茶色になった実を家の中に運ぶ

明日も明後日も　子どもたちは歌いながら作業を繰り返す

もし　このコーヒーが２００円ならば

アフリカの子どもたちは　学校に通えるだろうか
エイズ孤児たちは　学校に通えるのだろうか
僕は　お医者さんになって病気の人を助けます
私は　小学校の先生になって子どもたちに勉強を教えます
エイズ孤児たちが　夢を叶えることができるだろうか

私は　冷えたほろ苦いコーヒーを飲み干す

新品のランドセルを背負った小学生が　カフェの外を通る
子どもが　学校へ行くのは当たり前のことだろうか
途上国では　子どもが働くのは当たり前のことだろうか
矛盾する２つの当たり前がある
大人たちはこの矛盾を説明できる筈だ

耳をすますと　遠いアフリカの子どもたちの歌声が聞こえる

19　25年

25年　四半世紀
よくここまできたものだ
ずっと昔のようでもあり　つい先日のようでもある

職員第一号を採用し
「よろしくお願いします」
互いに固い握手を交わした日が

背負われていた子どもが
わが子を背負って会いに来る
「マダム　私の子どもですよ」

街には破壊され廃墟となったビル
住宅街には略奪され焼け落ちた家々
内戦の犠牲になった家族の心は　癒えることがない

多くのエイズ患者さんが逝き
多くのエイズ孤児たちが残された
赤ちゃんも　十代の少女たちまでもエイズで逝った

２００６年
エイズ薬の内服が始まった
エイズ患者さんたちは　畑を耕すようになった

トウモロコシも落花生も豊作だ
毎週　野菜を市場に売りに行く
彼らは　子どもたちを学校に通わせるようになった

同僚たちは　白髪が増え　老眼鏡が似合うようになった
物忘れが多くなり
仕事はのろまになった

25回目の雨季
農繁期だ　子どもたちも畑で働いている
26回目の乾季がもうすぐやって来る

20　宝物

コーヒーを飲みたい訳でもなく
ただ　ふらりとカフェにはいる
ピアノ曲が流れている
新聞を開く
空爆による犠牲者数が大文字で書かれている
人間は　単なる数字になった
エイズで死んでも数字になるのだ
人は死ねば数字になるのだろうかと

小さな頭で考えてみた

あなたの生きた証　あなたの思い出は
どこへ行ってしまうのだろうか
空の彼方へ消えてしまうのだろうか
いいえ
私たちは　あなたのことを決して忘れません
あなたは　数字になるのではありません
私たちは　あなたのことを心の奥深くに大切にしまうのです
あなたは　私たちの宝物になるのです

アフリカを恋うる詩

1　アフリカの夜明け

まどろみの中で　イスラム教の「アザーン」を聞く
ニワトリが朝を告げる
小鳥も「チィ　チィ」朝を告げる
空は白み始め　太陽を迎える準備をする
星々は　輝きを失い　月は西に移動する
人が　動き出した
人の声　車の音が聞こえる
子どもたちは　目覚めただろうか

さあ　シャワーを浴びて学校に行く準備だ

朝陽が　東の空に眩しい
街が　動き出した
往来には人　リヤカー　バイク　車　トラック
普通の生活が始まった
普通の生活を取り戻すのに内戦から　5年の歳月が必要だった
明日も明後日も静かに夜が明け
普通の生活が　待っているはずだ

平和とは普通の生活である知った

2　アポロンの神

新月の漆黒の闇は悲しい

熱を出した子どもがいます
お腹をこわしているエイズの患者さんがいます
お産が始まった産婦がいます

石油ランプの明かりだけが頼りです
石油ランプがない人はどうしましょう

ろうそくもない人はどうしましょう

朝はいつ来るのでしょうか

小さな星々の瞬きは　病んでいる人々の涙に見えます
星々よ
東の空にアポロンの神を呼びに行ってください
病んでいる人々が待っているから
早く来るようにと伝えてください

3　アフリカに行く

子どもたちの笑顔に
　会いたくてアフリカに行く
仲間たちと再会し
　語り合いたくてアフリカに行く
エイズ孤児たちが　勉強をしているか
　励ましたくてアフリカに行く
エイズ患者さんたちが　元気に暮らしているか
　気になってアフリカに行く

エイズ患者さんたちの農地は　豊かに実ったか
　見たくてアフリカに行く
誰かが待っていそうな気がするので
　いそいそとアフリカに行く

4　赤飯

今日は満月だ
　お祝いだ　赤飯を食べよう
栄養失調児のニーナが　つかまり立ちをした
　お祝いだ　赤飯を食べよう
エイズ孤児のジャンが結婚した
　お祝いだ　赤飯を食べよう
エイズ患者のソフィが退院した
　お祝いだ　赤飯を食べよう

待ちに待った雨だ
　お祝いだ　赤飯を食べよう
今日は独立記念日だ
　お祝いだ　赤飯を食べよう
アフリカは　毎日がお祝いだ
さあ　アルファー米の赤飯にお湯を注ごう

5　アフリカの子ども

ライオンもゾウもキリンも見たことがない
動物園も絵本もないからだ

アフリカの子どもは
ヤギ　羊　ニワトリの飼い方を知っている
家畜と一緒に暮らしているからだ

アフリカの子どもは

強い脚を持っている
学ぶ喜びを知っているから　10キロも歩いて学校に通うのだ

アフリカの子どもは
お母さんの仕事を手伝うのが大好き
いつも　お母さんと一緒にいられるからだ

6 飴

お腹が空いているのに
　どうして　幸せそうにほほえむの

重い水を運んでいるのに
　どうして　幸せそうにほほえむの

飴を一個あげただけなのに
　どうして　幸せそうにほほえむの

私は心苦しくなって
ポケットの中の飴を全部子どもに差し出した
子どもは　周りの友達に飴を配った

子どもたち　みんなが幸せそうにほほえんだ
子どもが　私を幸せにしてくれた
私に分かちあうことを教えてくれた

7　ママの背中

ママの広い背中はぼくのベッド
ママの心臓の音を聴きながら
ぼくは眠る

ママの柔らかい肌のぬくもりを
ほっぺとおなかで感じながら
ぼくは眠る

ママが歩くリズミカルな振動はロックだ
ロックのリズムを全身で感じながら
ぼくは眠る

ママの弾む声が背中から伝わってくる
ママが疲れているときは　背中が丸く小さくなる
ぼくはママのことは何でも知っている

ママの広い背中は　ぼくの秘密の場所

8　農夫

食べ物が空から降ってきた
キャッサバ　野菜　バナナ　マンゴ　肉　魚
農夫のかごは食べ物で溢れた
子どもたちのかごも食べ物で溢れた

農夫は目覚めた
キャッサバ畑の木陰に寝ころんでいた
農夫は起き上がり　キャッサバの芋を掘り始めた

日差しが和らぎ　さわやかな風が顔をなでてゆく
赤い陽が　加速度をつけて沈んでゆく
カラスが　森の方に移動を始める
農夫は　キャッサバを入れた袋を頭にのせて家路を急いだ
「父ちゃん」子どもたちが　走ってくるのが見えた

9　夢の中で

「妊娠ですよ」助産師は祝福した
クリスチンは「ブラボー」とこぶしを振り上げた
待ちに待った妊娠　2年　3年　4年　5年待った

「ジャン　妊娠したのよ　私たちの子どもが生まれるのよ」
ジャンとクリスチンは抱き合って喜んだ
「子どもは7人欲しいぞ」ジャンは妻のお腹を撫でた
お腹に痛みが走った

助産師は流産の兆候だと言った
クリスチンは号泣した
「クリスチン」夫が揺り起こした
「きっと、私たちの子どもはやって来るよ」
夫は妻に優しく言った

10　老人の一日

老人が軒下の木陰で椅子に座っている
身動きもしない
子どもたちが　老人の周りを走り回る
子どもたちの　喧嘩が始まる
青年が来て　老人の傍に座り　聖書を読み始めた
老人は目を閉じ　時々頷いていた
青年が去り　婦人が食事を持ってきた
老人は　キャッサバの団子に　ソースをつけて食べはじめた

婦人は　横に座って老人を見守った
老人は　ゆっくり　ゆっくり　食べた

午後　暑さが和らいできた
近所の老人たちがやってきて　老人の周りに座り話を始めた
老人は　時々頷き　小声で何かを話した
夕風が出てきて　小鳥がさえずり始めた
老人は　婦人に支えられ立ち上がり
杖をついて家の中に入った
老人の一日は過ぎた

明日も　あさっても　老人の一日は続く
ここに平和がある

11　動物たちの夢

動物園のアフリカゾウは　檻の中で夢を見る
　家族を従えて　のしのしとアフリカの大地を歩く夢
動物園のライオンは　檻の中で夢を見る
　サバンナでカモシカを追いかけている夢
動物園のキリンは　檻の中で夢を見る
　キリマンジャロがそびえるサバンナを散歩する夢
動物園のカバは、檻の中で夢を見る
　コンゴ河をぷかぷか泳ぐ夢

みんな　ふるさとアフリカの夢を見る
みんな　ふるさとにかえしてあげたいな
広い　広い　ふるさとに

12　赤いスニーカー

赤いスニーカーのきみは　超かっこいい
クリスマスプレゼントだ
「アフリカの子どもたちに」
日本の支援者から送られたスニーカーだ

栄養失調児センターに　とぼとぼ歩いてくるきみ
3月の復活祭には　笑顔のきみがいる筈だ
赤いスニーカーで　サッカーボールを元気よく蹴るきみと
応援するお母さんがいる筈だ

13　満月のあなたに

あなたが満身の輝きで地上を照らしているのに
広い空にあなたを一人残して寝るのは忍びない
あなたがあまりにも美しい輝きを発しているので
盗まれないかと心配です
遠くから太鼓の音や歌声が聞こえます
彼らはあなたに感謝して踊っているのです
雲に隠れてしまわないでください
あなたが盗まれたのではないかと
アフリカの人々は心配します

14　42度

乾季の真最中
午後は42度
停電中　天井の扇風機をぼんやりと見つめる

私の思考力は停止中
マンゴの木陰に移動する
埃の臭いがする生暖かい空気を小さく吸う

子どもたちのはしゃぐ声
教会から聞こえる合唱隊の大きな歌声
彼らの元気が私を疲れさせる

日没だ
自家発電が動き出した
「さあ　これからだ」

夜空に背伸びをすると
しなびた体に少しずつエネルギーが沸いてくる
犬も猫も動き出した　私も動き出す

夜の帳は　ひんやりとした空気をプレゼントし
安眠を約束してくれる
アフリカの夜は優しい

15　マリとジャン

マリちゃんは
盲目の父を棒で引いて給食センターに連れてくる
ジャン君は　盲目の母の手を引いて給食センターに連れてくる
「パパ　前から大きなトラックが来ます
　ここに立ち止まりましょう」
「ママ　水たまりがあります　右に寄ってください」

彼らは　石ころを避け　人を避け
車やバイクを避けながらやってくる
「給食センターに着きましたよ
　食事のおいしそうな臭いがするでしょう」

「パパ　今日の給食は　チキンの野菜煮こみですよ」
「ママ　今日の給食は　トマトソースで煮こんでありますよ」

「パパ　お腹いっぱいになりましたか」
「ママ　美味しかったですか」
「マリ　お腹いっぱい食べたかい」

「ジャン　お腹いっぱい食べたの」
「パパ　帰りましょう　棒につかまってください」
「ママ　帰りましょう　荷物を持ちます」

16　英雄

雨だ
裸で外に飛び出せ
大粒の雨が体を叩く
ああ　冷たい　くすぐったい

口を大きく開け空を仰ぐと
口の中に雨がポトポト落ちてくる
雨水をごくんと飲みこむと

ほこりの味がする

雨はどこからやってくるのかな
空を見上げてもかすんで見えない
雨が顔を叩きつけるだけ
冷たい風が吹いてきた

「カゼひくよ　家の中に入りなさい」
お母さんが　大声で叫んでいる
両手を大きく開いて雨の中に立っていると
僕は　英雄になった気分だ

17　お母さんのプレゼント

夜中に　お母さんがお父さんに付き添われて産院に行った
夜が明けると
私はおばあちゃんと大きな荷物を持って産院に行った
お父さんが　もうすぐ赤ちゃんが生まれるよと教えてくれた
私　お父さん　おばあちゃんは
分娩室の前の椅子でじっと待った

「オギャ　オギャ」

赤ちゃんが生まれた
「女の子ですよ」
助産師さんが　赤ちゃんを抱いて分娩室から出てきた

「赤ちゃん　初めまして　私はお姉ちゃんですよ」
赤ちゃんは　目を閉じ口をパクパクしていた
赤ちゃんのほっぺにそっと触ると
ふわふわして気持ちよかった
おばさんたち　いとこたちが　赤ちゃんに会いにきた

お母さん　妹をプレゼントしてくれてありがとう

18　聞こえますか

ほら　聞こえますか
夜明けの鶏の鳴き声が
祈りの時間を告げるモスクからの「アザーン」の声が
教会の鐘の音が

ほら　聞こえますか
動き出した人々のざわめきが
バイクタクシーの笛のようなピーピー音が
車のクラクションの音が　ブレーキ音が　加速音が

ほら　聞こえますか
子どもたちが　はしゃぐ声が
お母さんが　いたずらっ子を怒鳴る声が
若者のケンカの罵声と野次馬の騒音が

ほら　聞こえますか
サッカー場の轟音　ゴールだ
クラクションの音　音　音　結婚式だ
夜空に響くバーの拡声器の音　土曜の夜だ

聞こえますか
躍動するアフリカの音が

19　ゴールの向こう

サッカーボールを力いっぱい蹴る
ゴールの向こうに　僕の夢がある
ゴールの向こうに　家族の笑顔が見える
ゴールの向こうに　平和な世界が見える
ゴールの向こうに　美しい地球が見える

ぼくは　ゴールにめがけてサッカーボールを力いっぱい蹴る

20　雨季の到来だ

今日か明日かと
待っていた
真黒い雲が雨を連れてやってきた

風が埃を巻き上げ
埃の中から雨粒が遠慮しながら落ちてくる
生暖かい雨粒が顔に1粒、２粒、３粒

大粒の雨になった
カサカサに乾ききった大地に雨水が吸い込まれてゆく
あ雨よ　もっと降れ　もっと降れ

カエルが　ガーガー
鈴虫が　リンリン
小鳥が　チィチィ

彼らはどこに潜んでいたのか
彼らは何をしていたのか
こっそり歌の練習をしていたのだろうか

子どもたちは　雨の中に飛び出す
お母さんは　鍋　たらいを出して雨水を集める
雨季の到来だ

21 腹ペコ

「ヨーグルトは、健康に良い」
「イチゴは　ビタミンCがたっぷりで風邪の予防に良い」
「肉は　やっぱり国産牛が美味しい」
これは　地球の裏側のお話です

私は腹ペコです
食べ物であれば何でもいいです
好き嫌いもありません

とにかく何か食べ物を口に入れたいです
「食べ物をください」と叫べば
「働きなさい　怠け者よ」とこだまが返ってきます
私に食べ物をください
お願いだから

22　あなたもアンパンマン

アンパンマンは、砂漠で飢えた人を助け
西の空に飛んでゆく
西の森の中で、お腹を空かした子どもを助ける
アンパンマン、ここにもお腹を空かした人がいます
助けに来てください
早く来てください
「あなたもアンパンマンです」
彼方からアンパンマンの声が聞こえた

今日から
私もあなたもアンパンマンだ
さあ　大空へ出発だ

23　ウバンギ河

ウバンギ河は中央アフリカとコンゴ民主共和国の国境の河だ
ゆったりと流れ
やがて　赤道近くで　コンゴ河に合流する
岸辺の岩は人だかり
おとなも子どもも　男も女も
ワイワイ　ガヤガヤ
洗濯　水浴び　食器洗い

4月　雨季がやってきた
河は日々に水かさを増し　流れも加速する
岸辺の岩は大河に飲み込まれ　やがて姿を消す
彼らはどこに行ったのだろう
岸辺からワイワイ　ガヤガヤが消え葦が風に揺れている

炭を積んだ丸木舟が下って行く
漁師が地引網を引く
国境の渡し船には　たくさんのお客が乗っている
最終便だ
16時に国境は閉鎖する

24　調和

地球上に男性と女性がいて
赤ちゃん　子ども　おとな　老人がいて
調和がとれている

地球上に
黒人がいて　白人がいて　黄色いアジア人がいて
調和がとれている

地球上に
仏教徒　イスラム教徒　キリスト教徒
いろいろな宗教を信じる人がいて
調和がとれている

地球上に
少しの金持ちと多くの貧乏人がいて
調和がとれないのはなぜだろう

欲張りが多いからか
欲張ってどうする
せいぜい人生80年あまり

食べ物を分け合い
貧しい人々を助け合う
そこに調和がある

平和を祈る詩

1　赤ちゃんの握りこぶし

赤ちゃんは
両手に固い握りこぶしを持って生まれてくる
握りこぶしの中には　「希望」がつまっている
「希望」が　握りこぶしからこぼれ落ちないように
大切に　大切に育てましょう
水をやり　栄養を与え　優しさで包みましょう
「希望」の芽よ
どんどん伸びて　天まで届け

2　かけがえのない命

授かった命
拾った命
貰った命
どの命もかけがえのない命
どの命も神が望んだ命
お願いだから　戦争で失わないでください

3　戦争だから

母ちゃん　なぜおうちに帰らないの
母ちゃん　なぜ父ちゃんは戻ってこないの
ねえ　母ちゃん　教えてよ
母ちゃんは　僕の手を握りしめ小さな声で言った。
「戦争だからよ」
母ちゃんの目は涙で潤んでいた
「せ・ん・そ・う」

4　サルトル

サルトルが言ったそうだ
戦争をはじめるのは金持ちで　死ぬのは貧乏人であると
サルトルが言わなくても　貧乏人はそうであると知っている
知っているのになぜ戦うのか。
やけくそなのか　恨みをはらすためか
父よ　子どもたちが帰りを待っている
青年よ　母が帰りを待っている
父よ　青年たちよ　銃をおいて家に帰ろう

5　一発の銃声

一発の銃声で
　バスもタクシーも止まった
　学校が休みとなった
　市場も閉まった

鳴りやまぬ銃声
　住民は逃げ惑い
　教会に集まってきた

身を寄せ合って神に祈った
まだ　鳴りやまぬ銃声
エイズの薬が切れて一週間になる
明日は診療所に行けるだろうか
持ってきた食べ物は底をついてきた

空を見上げると
澄みきった青空が広がっている
青空は人間に何か言いたそうだ

6　平和を創る

平和を創るために
　ミサイルも銃も地雷もいらない
平和を創るために
　政治家も評論家も哲学者もいらない

ごめんなさい
死にたくない
殺したくないと
叫べばいい

7　帰っておいでよ

ムサは　さよならも言わずに去って行った
ムサの　居住地は戦場となり
ムサは　救援機に乗って
遠い西アフリカのマリ共和国へ行ってしまった

おーい　ムサ　元気かい
そちらの学校は楽しいかい
病院は見つかったかい

毎日　エイズの薬は飲んでいるかい

街に平和が戻ってきたよ
早く　帰っておいでよ
また　サッカーをしようよ
ムサ　待っているよ

8　サンタクロース

クリスマスがやってきた
クリスマスツリー　イルミネーション　サンタクロース
東京の街は　華やかだ　にぎやかだ

アフリカにサンタクロースは行くだろうか
まだ　銃声は止まない
子どもたちは　避難所で　サンタクロースを待っている

神様
平和をください
サンタクロースが　子どもたちにプレゼントを配り終えるまで
いや　子どもたちの笑顔を見たら　その笑顔が消えないように
ずーっと平和をください
ねえ　お願い　神さま

9　花火

今夜も「ドーン」爆弾がさく裂する音がする
身を縮めてうとうとする

夢を見る
「ドーン」
「きれいね　大輪の菊の花のようね」
私たちは　隅田川の花火を見ている

兵士も　住民も夜空を見上げて叫んでいる
「ブラボー　ブラボー」
「ドーン　ドーン」
大空に二重三重の大輪の菊の花
「ブラボー」は鳴りやまない

ここに平和がある

10　思い出

「問題です」
アフリカから　緊急の電話を受ける
「内戦が始まり　宿舎が略奪されました」
事務長は　興奮している
「職員や家族の安否は」
私は叫んだ
帰国中の私は難を逃れたが　日本にいることがもどかしい

物がなくなったのは仕方がない
誰かの役に立っているだろう
母からの手紙　同僚たちとの写真がなくなったのは悲しい
手紙は　ピーナツを入れる袋になっているだろう
写真は　誰かの家の壁に飾られているだろう
私の思い出も誰かの役に立っていそうだ
私は思い出を　そっと心の中にしまう

11 戦いはイヤだ

「和平交渉だ　和平協定だ」
難しい言葉で叫ばないでください
自分の言葉で叫ぼう
「戦いは　イヤだ」
「戦いで血が流れるのは　イヤだ」
「戦いで人を殺すのは　イヤだ」
「戦いで殺されるのは　イヤだ」
「避難所の生活は　イヤだ」

「おうちに帰って　家族でワイワイガヤガヤ食事をしょうよ」
「歌いながら　畑を耕そうよ」
「ごめんね」
「ごめんよ」
「銃を置いておうちに帰ろう」

12　命は受けるもの

日本のテレビは、中学生が自殺したと報じている
自殺で死ぬ
戦争で殺される
病気で亡くなる

死ぬ・殺される・亡くなる

アフリカでは　死ぬ人がいないのは幸いだ

アフリカでは　殺される人が何と多いことか
アフリカでは　エイズで亡くなる人が何と多いことか

受けた命は　つないでゆきたい
親・子・孫・ひ孫
ワイワイ　ガヤガヤの大家族
食べ物を分け合い
病気の時は　優しく寄り添う
辛い時は支え合い
家族で平和を語り合いたい

13　子どもたちの心

「白人　白人」
子どもたちが私を指差していう
「中国人　中国人」
子どもたちが私を指差していう
「ニイハオ　ニイハオ」
子どもたちが私に挨拶をする
アフリカの子どもたちは
世界には　黒人と白人と中国人だけだと思っている

子どもたちは学校に行くと
世界には１９４か国の国があることを学ぶ
世界には　たくさんの民族がいることも学ぶ
そして
世界では　大人たちが戦っていることを知る
子どもたちは　平和を創ることより戦うことを覚える
子どもたちは　愛することより憎むことを覚える
真っ白い子どもたちの心が
少しずつ血の色に染まるのを　私は恐れるのです

人生の詩

1　満ち足りる

背丈を越える葦をかき分け　サバンナのけもの道を進む
鳥のさえずりだけが聞える
けもの道を抜けると1軒の小さな家があった
老婆は葦の穂で箒を作っていた
老人は畑を耕していた
こんな奥地に人が暮らしている
私たちを見て
老夫婦は　しわくちゃな顔で笑った

老夫婦は満ち足りた表情をしている
私には何かが欠けていると思った
自然への畏敬の念か
自然への感謝の念か

私は高い空を仰いだ

2 涙の量

家族を失うたびに　悲嘆の涙を流した
友の死に　大粒の涙を流した
エイズ患者の死に　幾百の無念の涙を流した
鳴りやまぬ銃声に　痛恨の涙を流した
内戦後　仲間たちとの再会に　嬉し涙を流した
新しい命の誕生を　私の両手に受けるたびに
感動の涙で目がかすんだ
アフリカの毛虫のような踊りに　笑い転げると涙がこぼれた

涙を流しながら成長し歳を重ねてきた
涙の量だけ人生は豊かだった

3　手にごほうび

手にクリームを塗る
浮き出た青い血管が蛇行している
浮き出た骨
しみだらけで硬くなった手の甲の皮膚
老人の手だ
この手で　エイズ患者さんのケアをしている
この手で　赤ちゃんを取り上げている
この手で　アフリカの人々と握手をしている

この手で　歓喜の拍手をしている
この手で　パソコンのキーボードをたたき続けている
この手に　感謝をこめて優しく撫でながらクリームを塗る
そして
爪にピンクのマニュキアを塗る
私の手にごほうび

4　ニャンとかなる

人生ニャンとかなる
本のタイトルである
すごく売れているらしい
私も買った
落ち込んだとき　悲しい時　嬉しい時
ページをめくる
猫の表情　しぐさが慰めてくれる　笑わせてくれる
猫だって人の役に立っている

人はもっと人の役に立つ筈だ
さあ　すぐ友に電話をしよう
長い間ご無沙汰しちゃって

5 笑顔

落ち込んだ時　鏡の前に立ち　笑顔を作ってみる
　ちっぽけなことで落ち込んでいたのだと気づく
悔しい時　鏡の前に立ち　笑顔を作ってみる
　ちっぽけなことで悔しがっていたのだと気づく
悲しい時　鏡の前に立ち　笑顔を作ってみる
　ちっぽけなことで悲しんでいたのだと気づく
怒っていた時　鏡の前に立ち　笑顔を作ってみる
　ちっぽけなことで怒っていたのだと気づく

笑っている私が美くしい
しわくちゃな顔でも輝いて見える

6　ごたごた

部屋は物で溢れ　ごたごたしている
考えもごたごたしてまとまらない
ネットで知らない人にも繋がり
「いいね」が無味乾燥に飛び交っている
テレビは　24時間情報を垂れ流し
自分で考えることを止めてしまった

パソコンもテレビも捨てたら
晴れ晴れするだろう
アフリカで森の住人たちと輪になって踊った日のように
身も心も解放されるだろう

7　身の丈

背伸びをすれば2〜3センチ背が伸びる
背伸びをして生きてゆくのに疲れた
身の丈でのんびりと生きてゆきたい
背伸びして見えていた見栄や競争心
身の丈になって人の弱さと人の情けが見えるようになった
身の丈でのびのびと生きている友だちがたくさんできた
ゆったりと深い呼吸ができるようになった

8　雪

雪は　静かに赤い山茶花のびらの上に乗る
雪は　音もなく地面に落ち地面の色を塗り替えてゆく
雪は　静かに自然界を自分色に変えてゆく
雪は　強情だ
雪を眺めながら　私は思った
周りの意見に振り回されることもなく
世相に惑わされることもなく
私は　私でいたい

9　歩くテンポ

歩くテンポがちょうどいい
出会う人と話ができるから

自転車のテンポは　少し速過ぎる
出会う人と声をかけるだけで　お話ができないから

車は速すぎて　誰とも会わない
車は孤独だ

新幹線　飛行機とどんどんスピードを増した
そして　人々はどんどん孤独になっていった
人々は　世界に飛び出してもやはり孤独だ
そして　人々は戦争を始めた
自己主張するために戦争を始めた

歩くテンポがちょうどいい

10 恐れ

あなたは何を恐れているのですか
老後のことを恐れているのですか
病気になることを恐れているのですか
財産が減るのを恐れているのですか
見えない未来のことを恐れているのですね

エイズの患者さんが言いました
寿命は神さまが決める

人生の価値は自分が決める
恐れることは何もないと

11　インターネット

街を歩きながら　携帯電話で登録したボタンを押すだけで
アフリカの奥地に住む友とつながる
日本から「こんにちは」
アフリカから「おはよう」
インターネットで世界の人々とつながっている

世界は私の隣にある
インターネットで世界の情報をすぐキャッチできる

検索をすれば知りたいことが瞬時に分かる
辞書をめくることもない
図書館に通うこともない

インターネットがなかったとき
時間がたっぷりあった
心はいつも穏やかだった
もう　元に戻ることはできない
私は武装しよう
心がインターネットに乗っ取られないように

12　ああ　幸せだ

カトリーヌが　大きなパパイアを差し入れてくれた
　ああ　幸せだ
市場でばったりエイズ患者さんと会った　とても元気だった
　ああ　幸せだ
今日は　停電も　断水もない
　ああ　幸せだ
子どもたちが　騒ぎながら　通学している
　ああ　幸せだ

今日は　日本デーだ　夕食はインスタントラーメンを作ろう
　ああ　幸せだ
幸せって　ささいなことなんだよね。
幸せって　いつでも　どこにでも転がっているんだよね
幸せに気づいていないだけなんだよね。

13　私の友だち

幼なじみ
10代のとき出会った友だち
20代のとき出会った友だち
30代のとき出会った友だち
40代のとき出会った友だち
50代のとき出会った友だち
60代のとき出会った友だち
70代になって出会った友だち

男の友だち　女の友だち
日本人の友だち　外国人の友だち
みんな　私の人生を創ってくれた友だち
一人ずつ思い出し
そっと　ありがとうをいう

アフリカ陽気な詩

1　アフリカ　これが人生だ

耳が遠くなった
目もかすんできた
おしっこをちびるようになった
気にすることもなく
「これが人生だ」
マンゴの木陰でヤシ酒を飲みながら
今日にメルシー（ありがとう）
明日がくれば　明日にメルシー

腰が曲がってきた
膝はがくがくする
転がっていた棒きれを杖にして歩く
楽ちんだ
「これが人生だ」
マンゴの木陰で仲間が集まっておしゃべり
今日にメルシー
明日がくれば　明日にメルシー

2　雄鶏の第一声

昔　昔のおはなしです
20代の頃
私は村人に「マドモアゼル」と呼ばれ
コンゴ民主共和国の村の診療所で働いていました

雨水を貯水槽に溜め　2時間の自家発電
ニワトリとアヒルを飼い　菜園と果樹園を持ち
自給自足の生活

私は　修道院の居候

正確な時間は誰も知らない
時を知らせるのは唯一朝6時の教会の鐘
夜明けとともに　患者さんがやってくる
私は　7時頃出勤する
昼頃　仕事は終了し　その後はお産の待機だ

薬の説明はこんなふうに
夜が明けたら　この薬を1錠飲む
太陽が真上に来たら　この薬を1錠飲む
陽が沈んだら　この薬を1錠飲む

狩猟民族が　野ブタを担いで売りに来る
いつ射止めたの
彼は　太陽の位置を指さす
今朝の10時頃ね

街に買い物に出かけるのは　毎月の楽しみだ
街まで5時間　運転手さんの出番だ
明日は　雄鶏の第一声の時間に来てね
運転手さんは　朝4時にやってくる

20代の時　私はこんな優雅な生活をしていました

3　何かおかしい

先進国は　人間を殺す道具を売って豊かに暮らす
途上国は　大義名分もなく　戦いを始め　戦いを続ける
　公務員の給料も滞納しているのに
人間を殺す道具を買い続ける
　何かおかしい
先進国がおかしいのか
途上国がおかしいのか
世界が狂っているのか

4　ポニーテール

昔　昔のおはなしです
20代の頃
私は村人に「マドモアゼル」と呼ばれ
ストレートの黒髪をポニーテールにしていました
「痛い　誰だ」
私のポニーテールを引っ張って　逃げる者がいる
村の子どもだ
「痛い　誰だ」

また　子どもだ
「あれは　本物の髪だ」
子どもたちが　おどろいている
アフリカの村の子どもたちは
はじめて　長い黒髪の日本人を知りました

5 毛虫

毛虫は可愛い
毛虫は体をくねくねさせながら私の腕を登ってゆく
腕がむずむずして笑いだしてしまう
毛虫に触るとふわふわしてマシュマロだ

日本から来た友人は　毛虫を見て悲鳴をあげ
遠くへ逃げて行った
大げさだと私は笑った

友人宅に招待された
毛虫のから揚げが出てきた
ポテトチップスのように
手つかみでどんどん食べる招待客たち
私は　手が出ない
「マダム　遠慮しないで食べてよ」
パンに毛虫をさっと包み　がぶりと口に入れた
口の中に苦味が走ったが　笑顔でごまかした
「マダムは　もうアフリカ人だ」
皆が　喜んでいる
アフリカ人になるには　道のりはまだまだ遠いなあ

6　順番

老婆の私を置いて
さっさとあっちへ逝ってしまう若者たちよ
私が先に逝き
数十年後にやってくる君たちを迎えるのが筋だろう
人生には順番があるのだ
君ら若者が　あっちで老婆を迎えるのは
逆ではないかい
聞こえているかい　若者たちよ
聞いているかい　若者たちよ

7　忍者

忍者　空手　柔道
ニンンジャ　カラテ　ジュウドウ
日本語が飛び交う
「カラテ　だ」
子どもたちが　空手の構えで私の前に立ちはだかる
「ヤー」
私も空手の構えで　大声で気合を入れると
子どもたちは　血相を変えて逃げ出した

「忍者になりたいです」
青年が相談に来た
「なに　冗談でしょう」
私は笑った
「本当です　忍者になりたいです」
「日本に忍者学校があるよ」
「僕　忍者になります」
青年は　喜んで帰って行った

青年よ
クモのように　天井をはい回る
「ドロン」と姿を消す

まさか
こんなことが可能だと思っていないよね
アフリカの日本人は苦労するなあ

8　日本はどこにありますか

事務室に世界地図がある
「日本はどこにありますか」
「中国にあります」　青年が言う
「フランスにあります」　婦人が言う
まあ　いいか
私も知らない国がたくさんあるから

「日本のことで知っていることは何かなあ」

「トヨタ」運転手さんが即答した
「他は何を知っているかなあ」
「分からない」
まあ　いいか
私も外国のことは知らないことがたくさんあるから

9　最強の鎮痛剤

アフリカに着いた
停電中
断水中

懐中電気を首にかけ　トイレへ
ドラム缶からバケツで水を汲み上げた瞬間
腰に電撃が走った

到着早々　寝たっきり
翌朝　医者が飛んできた
「最強の鎮痛剤」を処方しくれた

医師の誠意に感謝しつつ
願掛けて　薬を飲む
最強の鎮痛剤は効かない

マラリアで寝込んだ時よりもつらい
寝返りもままならない
トイレにゆくのは命がけ

サバンナを車で駆け抜ける夢
「ストップ」
サバンナは　どこでもトイレだ　広大な自然のトイレだ

アフリカ生活も厳しくなったと悲しくなる
若いころは　断水も停電も苦にもならなかった
もう　歳かなあと天井を見つめる

外で子どもたちが　さわぐ声が聞こえる
赤ちゃんが泣いている
明日は　子どもたちと遊ぼう

10　アフリカは自由だ

家に電気がないのに　携帯電話を持っている
電源探して右往左往
自家発電が動きだすと　あちこちから人が走ってくる
アフリカは自由だ

炎天下に　毛皮のコートを着ている
晴天なのに　レインコートを着ている
マーケットマミーが　フリルいっぱいのネグリジェを着ている

アフリカは自由だ
真っ白い口紅をつけている女の子
　似合っている
真っ黒い口紅をつけている女の子
　魅力的だ
真っ白い長い付け髪を束ねている女の子
　格好いい
アフリカは自由だ
トウモロコシやキャッサバで蒸留酒を造る
ハチミツから　発酵酒を作る

ヤシの樹から　天然のワインを採る
アフリカは自由だ

葬式に持ち金を使い果たす
それでも足りないので借金をする
「葬式は質素に」私は叫ぶ
誰も耳をかさない
しかし　葬式後　家族が飢えた話は聞かない
アフリカには奇跡がある
アフリカは自由だ

11　日本語の本

日本の偉い先生が
本を読まないと人間はバカになると書いていた
では　アフリカの字を読めない人は　みんなバカなのだろうか

待てよ
アフリカの母親たちは　子どもを虐待死させることはない
アフリカの子どもたちは
友達をいじめて自殺に追い込むことはない

アフリカの人々は　老人を敬い世話をする
私は　本を読むが一向に賢くならない
アフリカの事務所には　日本語の本が積んである
訪問者が置いて帰った本だ
「本をください」賄婦のスーザンが来る
かまどでマキに火をつけるために紙類が必要なのだ
「マダム　日本の本はとても役に立ちます」
スーザンはご満悦

12　哲学者

「今日は祝日ですか」
アフリカを訪問した外国人が質問をした
「はい　この国は毎日が祝日です」
マンゴの木陰でヤシ酒を飲んで人生を語る
ハンモックに揺られながら一人で人生を模索する
忙しいより暇がいい
暇がないと人生なんて考えられない
暇人はみな哲学者だ

アフリカの人は　みな哲学者だ
私も日本では「毎日が祝日」だ
朝はスーパーへ買い物　午後から友人とおしゃべり
夕方はテレビをみて　夜はメールをして夜ふかし
毎日　忙しい
忙しくしていないと心が安定しないのだ
とても　哲学者にはなれそうにない
アフリカのヤシの木陰に行かないと
哲学者にはなれそうもない

13 質問

フランス国際放送は　日本の自殺者は年間2万5千人と伝えた

ラジオを聴いていた運転手が　私に聞いた
「日本人は金持ちなのに　なぜ自殺をするのか」
私は　頭をひねった
「お金があっても幸せだとは限らないのよ」
彼は　頭をひねって運転を続けた

運転手は　また質問をした
「日本人はたくさんお金を貯めてどうするのか」
「老後に備えるためよ」
彼は　再び頭をひねって続けた
「日本では　老後は何か特別なことがあるのか」
私は　頭をひねったままうつむいた

14　問題だらけ

職場は朝から　問題だらけ
断水だ　停電だ　薬の在庫切れ　救急車はエンスト
血圧計が盗まれた　職員がマラリアで欠席など　など
毎日は「問題」との戦いだ
でも　みんな笑っている
みんな　楽しそう
みんな「どうにかなる」と思っている
「どうにかせねば」とイライラを募らせる私は

問題の数だけ顔にしわが増える

「問題があるから人間は成長するのです」
マルク事務長は　哲学者のようなことを言う
人間的成長はなく　顔にしわだけ増えるのは残酷だ
問題はないほうがいいに決まっている
顔のしわは増えない方がいいに決まっている

でも
一日中　何も問題がなければ退屈しそうだ
小さな問題が時々あればいい
こんなわがままはぜいたくだ

15　マダムと呼ばれて

私の名前は「マダム」
朝から晩まで「マダム」「マダム」と私を呼ぶ
私は売れっ子だ
子どもたちに聞いてみた
「マダムの名前を知っていますか」
「マダムです」「マダムです」「マダムです」
元気のいい男の子たちが　我先にと答えた

お母さんたちに聞いてみた
「私の名前を知っていますか」
「ミジィコ」「ムジィコ」と我先にと答える
「私の名前は　ミズコですよ」
「だから　ミジィコと言ったでしょう」
「だから　ムジィコと言ったでしょう」
当たらずとも遠からずだ
これで良しとしよう
私も皆を訛りのある発音で呼んでいることだろうから
お互い様だ
なんだか「マダム」が私の名前のように肌に馴染んでしまった

16　私は外国人

10年ほどアフリカで働き　東京で仕事探しだ
履歴書を見た看護部長は　私を一瞥して
「アフリカの経歴は認められません
　今は看護師も先進国に留学する時代ですよ」
私は丁寧にお礼を言って退室した
「アフリカをバカにして」
一人で怒りながら　てくてく帰った

拾ってくれる病院もあり　仕事をえて　日本で再出発だ
しかし　なんと居心地が悪いこと
ミスをするたびに
「あなたは　アフリカ流だから」だと

やっと　アフリカに戻った
空は高く青く　空気も澄んでいる
みんな優しく子どもは可愛い
やっぱり　私の住処はここだ

銃声　迫撃砲　略奪　破壊
何たる悲劇

2回緊急脱出機に乗って他国へ移送された
「マダムは　逃げる国があるけど
　俺たちは流れ弾に当たって死ぬだけだ」
同僚の言葉が胸に刺さる
そう　私は外国人なのだ
「治安が良くなれば　すぐ戻って来るからね」
やっぱり　私は外国人なのだ

徳永　瑞子　トクナガ　ミズコ
1948年　福岡県生まれ
　　　　看護師　助産師
1971年、コンゴ民主共和国で日本企業の診療所に勤務したことが、アフリカと関わるきっかけとなる。1976年から1983年までコンゴ民主共和国のキリスト教の組織で勤務。
1991年「NGOアフリカ友の会」を設立し、1993年より中央アフリカ共和国の首都バンギで、エイズ患者支援活動を開始し現在に至る。
2005年「第40回　フローレンス　ナイチンゲール記章」受賞
著書：「エチオピア日記」（海声社）、「プサ　マカシ」（読売新聞）1990年第11回読売女性ヒューマン・ドキュメンタリーで大賞受賞（テレビドラマ化）、「ザンベ」（サンパウロ）「シンキラミンギ」（サンパウロ）、「これは本当のアフリカのお話です」（青海社）、「アフリカの詩」（クオリティケア）、共編著「国際看護学」（クオリティケア）

詩集
アフリカの大地
定価（800円＋税）

2019年 6 月15日　第1版第1刷発行©
著者　　　　徳永瑞子
発行　　　　株式会社クオリティケア
代表取締役　鴻森和明
〒176-0005　東京都練馬区旭丘1-33-10
電話　03-3953-0413
e-mail：qca0404@nifty.com
URL：http://www.quality-care.jp/
印刷・製本　（株）双文社印刷

ISBN978-4-904363-80-5
C3047　¥800E